100 Recetas de Comidas y Jugos Para Reducir El Estrés:

Atraviese Tiempos Difíciles y Momentos de Ansiedad Comiendo Alimentos Deliciosos

Por

Joe Correa CSN

DERECHOS DE AUTOR

Esta publicación está diseñada para proveer información precisa y autoritaria respecto al tema en cuestión. Es vendido con el entendimiento de que ni el autor ni el editor están envueltos en brindar consejo médico. Si éste fuese necesario, consultar con un doctor. Este libro es considerado una guía y no debería ser utilizado en ninguna forma perjudicial para su salud. Consulte con un médico antes de iniciar este plan nutricional para asegurarse que sea correcto para usted.

RECONOCIMIENTOS

Este libro está dedicado a mis amigos y familiares que han tenido una leve o grave enfermedad, para que puedan encontrar una solución y hacer los cambios necesarios en su vida.

100 Recetas de Comidas y Jugos Para Reducir El Estrés:

Atraviese Tiempos Difíciles y Momentos de Ansiedad Comiendo Alimentos Deliciosos

Por

Joe Correa CSN

CONTENIDOS

ACERCA DEL AUTOR

Luego de años de investigación, honestamente creo en los efectos positivos que una nutrición apropiada puede tener en el cuerpo y la mente. Mi conocimiento y experiencia me han ayudado a vivir más saludablemente a lo largo de los años y los cuales he compartido con familia y amigos. Cuanto más sepa acerca de comer y beber saludable, más pronto querrá cambiar su vida y sus hábitos alimenticios.

La nutrición es una parte clave en el proceso de estar saludable y vivir más, así que empiece ahora. El primer paso es el más importante y el más significativo.

INTRODUCCIÓN

100 Recetas de Comidas y Jugos Para Reducir El Estrés: Atraviese Tiempos Difíciles y Momentos de Ansiedad Comiendo Alimentos Deliciosos

Por Joe Correa CSN

El estrés es una causa muy común de muchas enfermedades. Algunos estudios van tan lejos incluso para aclamar que el 90% de todas las enfermedades están relacionadas con el estrés. La mayoría de nosotros lo experimenta en nuestras vidas, ya sea como una condición crónica, o causado por algunos de los estresantes de la vida más grandes, como:

- Muerte de un ser querido
- Divorcio
- Pérdida de empleo
- Problemas emocionales como depresión, ansiedad, etc.

Sin embargo, algunas circunstancias y eventos que representan tiempos felices también pueden causar cantidades enormes de estrés. Estos incluyen casarse y mudarse a un nuevo hogar.

Algunas personas se sienten estresadas crónicamente, su cuerpo se encuentra constantemente inundado de cortisol, una hormona del estrés. Mientras que esta hormona nos provee energía para lidiar con un momento estresante, el estrés crónico y continuo nos da demasiado de algo bueno.

Entonces, es imperativo reducir los niveles de estrés.

Muchas técnicas son conocidas y están disponibles mundialmente, y recomiendo que las utilice en nuestro camino hacia la reducción del estrés.

No hay mejor tiempo que ahora para cuidarse a sí mismo. Abajo hay algunos de los consejos probados para reducir el estrés:

- Comer alimentos saludables. Pero no comer de más.
- Algunos días de dieta de jugos podría ser lo ideal para ayudarlo en su camino hacia la reducción de estrés. Los alimentos líquidos son más sencillos de digerir y los jugos, especialmente, le darán un descanso muy necesitado, causando una recuperación del cuerpo entero.
- Recomiendo evitar la cafeína, alcohol y nicotina en todo momento, pero especialmente cuando se encuentre en un modo de estrés alto. Intente tomar mucha agua en reemplazo.

- Reduzca la ingesta de azúcar, incluyendo todos los azúcares ocultos en alimentos procesados.
- Este es un gran momento para regalarle a su cuerpo un poco de actividad física, incluso si es una breve caminata mientras toma aire fresco.
- Tenga más consciencia de sus pensamientos. Reconózcalos y déjelos pasar con meditación guiada. Muchas meditaciones guiadas de gran calidad están disponibles gratuitamente en YouTube, o incluso en aplicaciones para el teléfono móvil.
- Y lo más importante, reconozca que *puede* hacer algo acerca de sus niveles de estrés.

He preparado estas recetas de jugos deliciosas para el estrés, para que pueda hacerlas en casa. He combinado algunas de las frutas y vegetales combatientes del estrés en mezclas poderosas que le asistirán para lidiar con el estrés.

Hay algo para todos los gustos, y espero que estas recetas seleccionadas con mucho cuidado le ayuden a llevar una existencia libre de estrés, tal y como se lo merece.

100 RECETAS DE COMIDAS Y JUGOS PARA REDUCIR EL ESTRÉS: ATRAVIESE TIEMPOS DIFÍCILES Y MOMENTOS DE ANSIEDAD COMIENDO ALIMENTOS DELICIOSOS

JUGOS

1.   Jugo de Hinojo y Acelga

Ingredientes:

3 manzanas Granny Smith grandes, sin centro

1 taza de hinojo, en trozos

1 taza de espinaca fresca, en trozos

1 taza de Acelga, en trozos

Preparación:

Lavar las manzanas y cortarlas por la mitad. Remover el centro y trozar. Dejar a un lado.

Lavar el bulbo de hinojo y recortar las capas marchitas. Trozar y llenar un vaso medidor. Reservar el resto en la nevera.

En un colador grande, combinar la acelga y espinaca. Lavar bajo agua fría y colar. Romper con las manos y dejar a un lado.

Combinar el hinojo, acelga, espinaca y manzana en una juguera. Pulsar.

Transferir a un vaso y refrigerar 15 minutos antes de servir.

Información nutricional por porción: Kcal: 220, Proteínas: 5.0g, Carbohidratos: 66.3g, Grasas: 1.3g

2. Jugo de Granada y Remolacha

Ingredientes:

1 taza de verdes de remolacha, en trozos

1 taza de remolacha, en rodajas

1 taza de semillas de granada

1 taza de apio, en trozos

1 cucharada de miel

Preparación:

Lavar la remolacha y recortar las partes verdes. Trozar y dejar a un lado.

Trozar los verdes de remolacha recortados.

Cortar la parte superior de la granada y deslizar hacia las membranas blancas. Remover las semillas a un vaso medidor y dejar a un lado.

Lavar el apio y trozarlo. Dejar a un lado.

Procesar la remolacha, verdes de remolacha, semillas de granada y apio en una juguera.

Transferir a vasos y añadir la miel.

Agregar hielo y servir inmediatamente.

Información nutricional por porción: Kcal: 113, Proteínas: 5.1g, Carbohidratos: 33.9g, Grasas: 1.4g

3.   Jugo de Moras y Lima

Ingredientes:

1 taza de moras

1 lima entera, sin piel

1 taza de semillas de granada

1 manzana Granny Smith pequeña, sin centro

¼ cucharadita de jengibre, molido

2 onzas de agua

Preparación:

Poner las moras en un colador. Lavar bajo agua fría, colar y dejar a un lado.

Pelar la lima y cortarla por la mitad. Dejar a un lado.

Cortar la parte superior de la granada y deslizar hacia las membranas blancas. Remover las semillas a un vaso medidor y dejar a un lado.

Lavar la manzana y cortarla por la mitad. Remover el centro y trozar. Dejar a un lado.

Combinar las semillas de granada, moras, lima y manzana en una juguera, y pulsar. Transferir a un vaso y añadir el jengibre y agua.

Refrigerar 10 minutos antes de servir.

Información nutricional por porción: Kcal: 206, Proteínas: 3.3g, Carbohidratos: 61.1g, Grasas: 1.8g

4.   Jugo de Naranja y Pepino

Ingredientes:

1 taza de pepino, en rodajas

1 calabacín mediano, en trozos

1 naranja grande, sin piel y en gajos

1 taza de calabaza, en cubos

1 zanahoria grande, en rodajas

1 nudo de jengibre pequeño, en trozos

Preparación:

Lavar el pepino y cortarlo en rodajas finas. Llenar un vaso medidor y reservar el resto. Dejar a un lado.

Pelar el calabacín y trozarlo. Dejar a un lado.

Pelar la naranja y dividirla en gajos. Cortar cada gajo por la mitad y dejar a un lado.

Cortar la parte superior de la calabaza. Cortarla por la mitad y remover las semillas. Cortar un gajo grande y pelarlo. Trozar en cubos y llenar un vaso medidor. Reservar el resto en la nevera.

Lavar y pelar la zanahoria. Cortar en rodajas finas y dejar a un lado.

Pelar el nudo de jengibre y trozarlo. Dejar a un lado.

Combinar la calabaza, zanahoria, pepino, naranja y jengibre en una juguera. Pulsar, transferir a un vaso y añadir hielo.

Servir inmediatamente.

Información nutricional por porción: Kcal: 133, Proteínas: 5.7g, Carbohidratos: 38.2g, Grasas: 1.0g

5.   Jugo de Papaya y Calabacín

Ingredientes:

1 calabacín mediano, en trozos

1 taza de albahaca fresca, en trozos

1 taza de pepino, en rodajas

1 taza de lechuga roja, en trozos

1 taza de papaya, en trozos

Preparación:

Combinar la albahaca y lechuga en un colador grande y lavar bajo agua fría. Colar y romper con las manos. Dejar a un lado.

Lavar el pepino y cortarlo en rodajas finas. Llenar un vaso medidor y refrigerar.

Pelar el calabacín y trozarlo. Dejar a un lado.

Pelar la papaya y cortarla por la mitad. Remover las semillas y pulpa. Trozar y dejar a un lado.

Combinar el calabacín, albahaca, pepino, lechuga y papaya en una juguera, y pulsar. Transferir a un vaso y añadir hielo.

Servir inmediatamente.

Información nutricional por porción: Kcal: 92, Proteínas: 4.7g, Carbohidratos: 25.8g, Grasas: 1.3g

6. Jugo de Coliflor y Melón Dulce

Ingredientes:

1 taza de coliflor, en trozos

1 taza de albahaca fresca, en trozos

1 gajo grande de melón dulce

1 manzana roja mediana, sin centro

1 limón grande, sin piel

Preparación:

Recortar las hojas externas de la coliflor. Lavarla y trozar. Llenar un vaso medidor y reservar el resto en la nevera.

Lavar la albahaca bajo agua fría. Colar y trozar. Dejar a un lado.

Cortar el melón dulce por la mitad. Remover las semillas y cortar un gajo grande. Pelarlo, trozarlo y poner en un tazón. Reservar el resto en la nevera.

Lavar la manzana y cortarla por la mitad. Remover el centro y trozar. Dejar a un lado.

Pelar el limón y cortarlo por la mitad. Dejar a un lado.

Combinar la coliflor, albahaca, melón dulce, manzana y limón en una juguera. Pulsar y transferir a un vaso.

Agregar algunos cubos de hielo y servir inmediatamente.

Información nutricional por porción: Kcal: 156, Proteínas: 9.06g, Carbohidratos: 46.43g, Grasas: 1.55g

7.   Jugo de Pimiento Dulce y Zanahoria

Ingredientes:

1 pimiento dulce grande, en trozos

1 pepino mediano, en rodajas

2 zanahorias grandes, en rodajas

1 taza de albahaca fresca, en trozos

¼ cucharadita de jengibre, molido

Preparación:

Lavar el pimiento dulce y cortarlo por la mitad. Remover las semillas y trozar. Dejar a un lado.

Lavar el pepino y cortarlo en rodajas finas. Llenar un vaso medidor y refrigerar.

Lavar y pelar las zanahorias. Cortar en rodajas finas y dejar a un lado.

Lavar la albahaca bajo agua fría. Colar y trozar. Dejar a un lado.

Combinar el pimiento dulce, pepino, zanahorias y albahaca en una juguera, y pulsar. Transferir a un vaso y añadir el jengibre. Agregar agua de ser necesario. d

Refrigerar 5 minutos antes de servir.

Información nutricional por porción: Kcal: 130, Proteínas: 5.9g, Carbohidratos: 37.1 g, Grasas: 1.2g

8.   Jugo de Coliflor y Papaya

Ingredientes:

3 floretes de coliflor, en trozos

1 taza de papaya, en trozos

1 naranja grande, sin piel y en gajos

1 lima entera, sin piel

1 puerro entero, en trozos

Preparación:

Lavar los floretes de coliflor y trozar. Dejar a un lado.

Pelar la papaya y cortarla por la mitad. Remover las semillas y pulpa. Trozar y dejar a un lado.

Pelar la naranja y dividirla en gajos. Cortar cada gajo por la mitad y dejar a un lado.

Pelar la lima y cortarla por la mitad. Dejar a un lado.

Lavar y trozar el puerro. Dejar a un lado.

Combinar la coliflor, palta, lima y puerro en una juguera, y pulsar. Transferir a un vaso y refrigerar 10 minutos antes de servir.

Información nutricional por porción: Kcal: 184, Proteínas: 4.6g, Carbohidratos: 55.5g, Grasas: 1.g

9. Jugo de Limón y Espinaca

Ingredientes:

1 taza de espinaca, en trozos

1 limón entero, sin piel

1 taza de arándanos

1 lima entera, sin piel

1 cucharada miel, cruda

2 onzas de agua

Preparación:

Lavar la espinaca bajo agua fría. Colar y trozar. Dejar a un lado.

Pelar el limón y lima. Cortarlos por la mitad y dejar a un lado.

Lavar los arándanos usando un colador. Colar y llenar un vaso medidor. Dejar a un lado.

Combinar la espinaca, limón, lima y arándanos en una juguera, y pulsar. Transferir a un vaso y añadir el agua y miel.

Decorar con menta.

Refrigerar 10 minutos antes de servir.

Información nutricional por porción: Kcal: 103, Proteínas: 4.5g, Carbohidratos: 33.8g, Grasas: 1g

10. Jugo de Manzana y Col Rizada

Ingredientes:

2 manzana Granny Smith pequeña, sin centro

1 taza de pepino, en rodajas

2 tazas de col rizada fresca, en trozos

1 gajo grande de melón dulce

1 taza de berro, en trozos

1 taza de perejil fresco, en trozos

1 onza de agua

Preparación:

Lavar las manzanas y cortarlas por la mitad. Remover el centro y trozar. Dejar a un lado.

Lavar el pepino y cortarlo en rodajas finas. Llenar un vaso medidor y reservar el resto. Dejar a un lado.

Lavar la col rizada y trozarla. Dejar a un lado.

Cortar el melón dulce por la mitad. Remover las semillas y cortar un gajo grande. Pelarlo, trozarlo y poner en un tazón.

Reservar el resto en la nevera.

Combinar el berro y perejil en un colador. Lavar bajo agua fría y romper con las manos. Dejar a un lado.

Combinar las manzanas, pepino, col rizada, berro, melón y perejil en una juguera, y pulsar. Transferir a un vaso y añadir el agua. Agregar hielo antes de servir.

Información nutricional por porción: Kcal: 259, Proteínas: 10.7g, Carbohidratos: 71.5g, Grasas: 2.5g

11.   Jugo de Zanahorias y Pomelo

Ingredientes:

2 zanahorias medianas, en rodajas

1 naranja grande, sin piel

1 pomelo grande, en gajos

1 limón entero, sin piel

1 pera pequeña, sin centro y en trozos

1 nudo de jengibre pequeño, sin piel

Preparación:

Lavar y pelar la zanahoria. Cortar en rodajas finas y dejar a un lado.

Pelar la naranja y dividirla en gajos. Cortar cada gajo por la mitad y dejar a un lado.

Pelar el pomelo y dividirlo en gajos. Cortar cada gajo por la mitad y dejar a un lado.

Lavar la pera y remover el centro. Trozar y dejar a un lado.

Pelar el limón y cortarlo por la mitad. Dejar a un lado.

Pelar el jengibre y dejar a un lado.

Combinar las zanahorias, brócoli, naranja, limón y jengibre en una juguera. Pulsar.

Transferir a un vaso y refrigerar 15 minutos antes de servir.

Información nutricional por porción: Kcal: 202, Proteínas: 5.0, Carbohidratos: 67.3g, Grasas: 1g

12. Jugo de Alcachofa y Pepino

Ingredientes:

1 cabeza de alcachofa grande

1 pepino entero, en rodajas

1 lima entera, sin piel

1 zanahoria grande, en rodajas

1 taza de cilantro fresco, en trozos

¼ cucharadita cúrcuma, molida

Preparación:

Lavar la alcachofa y recortar las hojas externas. Trozar y rellenar un vaso medidor. Reservar el resto en la nevera.

Lavar el pepino y cortarlo en rodajas gruesas. Dejar a un lado.

Pelar la lima y cortarla por la mitad. Dejar a un lado.

Lavar y pelar la zanahoria. Cortar en rodajas finas y dejar a un lado.

Añadir el cilantro a un colador. Lavar bajo agua fría y romper con las manos. Dejar a un lado.

Combinar la alcachofa, pepino, lima, cilantro y zanahoria en una juguera, y pulsar. Transferir a un vaso y añadir la cúrcuma.

Refrigerar 10 minutos antes de servir.

Información nutricional por porción: Kcal: 126, Proteínas: 9.8g, Carbohidratos: 42.3g, Grasas: 1.2g

13. Jugo de Sandía y Guayaba

Ingredientes:

1 pomelo grande, en gajos

1 naranja grande

1 taza de sandía

1 manzana verde grande, sin centro

1 guayaba grande

2 onzas de agua de coco

Preparación:

Pelar el pomelo y dividirlo en gajos. Cortar cada gajo por la mitad y dejar a un lado.

Pelar la naranja y dividirla en gajos. Dejar a un lado.

Cortar la sandía por la mitad. Para una taza, necesitará un gajo grande. Pelarlo y trozarlo. Remover las semillas y dejar a un lado. Reservar el resto.

Lavar la manzana y remover el centro. Trozar y dejar a un lado.

Lavar la guayaba y trozarla. Si usa una fruta grande, reservar el resto en la nevera.

Combinar el pomelo, naranja, sandía, manzana y guayaba. Transferir a vasos y añadir el agua de coco.

Agregar hielo o refrigerar antes de servir.

Información nutricional por porción: Kcal: 320, Proteínas: 6.8g, Carbohidratos: 95.2g, Grasas: 1.7g

14.   Jugo de Cantalupo y Menta

Ingredientes:

2 tazas de cantalupo, en cubos

1 pomelo grande

1 taza de menta fresca, en trozos

¼ cucharadita de canela, molida

1 onza agua de coco

Preparación:

Cortar el cantalupo por la mitad. Remover las semillas y pulpa. Cortar y pelar 1 gajo grande. Trozar y llenar un vaso medidor. Reservar el resto en la nevera.

Pelar el pomelo y dividirlo en gajos. Cortar cada gajo por la mitad y dejar a un lado.

Lavar la menta y romper con las manos. Dejar a un lado.

Cortar el cantalupo por la mitad. Remover las semillas y pulpa. Cortar y pelar 1 gajo grande. Trozar y llenar un vaso medidor. Reservar el resto en la nevera.

Combinar el cantalupo, pomelo y menta en una juguera. Pulsar.

Transferir a un vaso y añadir la canela y agua de coco. Agregar hielo y servir inmediatamente.

Información nutricional por porción: Kcal: 191, Proteínas: 5.4g, Carbohidratos: 55.4g, Grasas: 1.1g

15.   Jugo de Espinaca y Frambuesa

Ingredientes:

1 taza de espinaca, en trozos

1 taza de frambuesas

1 taza de cantalupo, en cubos

1 taza de perejil, en trozos

1 pepino mediano, sin piel

1 cucharada de miel, cruda

Preparación:

Combinar la espinaca y perejil en un colador, y lavar bajo agua fría. Romper con las manos y dejar a un lado.

Lavar las frambuesas y dejar a un lado.

Cortar el cantalupo por la mitad. Remover las semillas y pulpa. Cortar dos gajos y pelarlo. Trozar y dejar a un lado. Reservar el resto en la nevera.

Lavar el pepino y cortarlo en rodajas gruesas. Dejar a un lado.

Procesar la espinaca, frambuesas, cantalupo, perejil y pepino en una juguera.

Transferir a vasos y añadir la miel.

Refrigerar 10 minutos antes de servir.

Información nutricional por porción: Kcal: 197, Proteínas: 10.2g, Carbohidratos: 58.3g, Grasas: 2.2g

16. Jugo de Papaya y Lechuga

Ingredientes:

1 taza de papaya, en trozos

1 taza de repollo, en trozos

1 taza de lechuga roja, en trozos

2 peras grandes, sin centro

1 lima entera, sin piel

1 cucharada de azúcar de coco

½ taza de agua de coco pura, sin endulzar

Preparación:

Pelar la papaya y cortarla por la mitad. Remover las semillas y pulpa. Trozar y dejar a un lado.

Combinar el repollo y lechuga en un colador, y lavar bajo agua fría. Romper con las manos y dejar a un lado.

Lavar las peras y cortarlas por la mitad. Remover el centro y trozar. Dejar a un lado.

Procesar la papaya, repollo, peras, lechuga y lima en una juguera.

Transferir a un vaso y añadir el agua y azúcar de coco.

Agregar hielo y servir inmediatamente.

Información nutricional por porción: Kcal: 285, Proteínas: 4.2g, Carbohidratos: 96.1g, Grasas: 1.2g

17. Jugo de Apio y Coliflor

Ingredientes:

1 taza de apio, en trozos

1 taza de coliflor, en trozos

1 cabeza de alcachofa grande

1 taza de pepino, en rodajas

¼ cucharadas de cúrcuma, molida

¼ cucharadita de pimienta cayena, molida

Preparación:

Lavar el apio y trozarlo. Dejar a un lado.

Lavar la coliflor y recortar las hojas externas. Trozar y llenar un vaso medidor. Reservar el resto.

Lavar la alcachofa y remover las hojas externas. Trozar y llenar un vaso medidor. Reservar el resto en la nevera.

Lavar el pepino y cortarlo en rodajas. Llenar un vaso medidor y reservar el resto en la nevera.

Combinar el apio, coliflor, alcachofa y pepino en una juguera, y pulsar. Transferir a un vaso y añadir la cúrcuma y pimienta cayena.

Servir inmediatamente.

Información nutricional por porción: Kcal: 77, Proteínas: 8.3g, Carbohidratos: 27.2g, Grasas: 0.7g

18.   Jugo de Brotes de Bruselas y Pimiento Dulce

Ingredientes:

1 pimiento dulce grande, en trozos

2 tazas de espinaca, en trozos

1 taza de Brotes de Bruselas, en trozos

1 manzana Granny Smith grande, sin piel y sin centro

¼ cucharadita de jengibre, molido

Preparación:

Lavar el pimiento dulce y cortarlo por la mitad. Remover las semillas y trozar. Dejar a un lado.

Lavar la espinaca y romper con las manos. Dejar a un lado.

Lavar los brotes de Bruselas y recortar las capas externas. Cortar por la mitad y dejar a un lado.

Lavar la manzana y remover el centro. Trozar y dejar a un lado.

Combinar el pimiento dulce, espinaca, brotes de Bruselas y manzana en una juguera.

Transferir a vasos y añadir la miel.

Agregar hielo y servir inmediatamente.

Información nutricional por porción: Kcal: 196, Proteínas: 6.8g, Carbohidratos: 55.6g, Grasas: 1.4g

19.   Jugo de Sandía y Manzana

Ingredientes:

1 gajo pequeño de sandía

1 taza de semillas de granada

1 manzana verde pequeña, sin centro

1 nudo de jengibre pequeño, en rodajas

1 onza de agua

Preparación:

Cortar la sandía por la mitad. Remover las semillas y cortar un gajo grande. Pelarlo y trozarlo. Reservar el resto en la nevera.

Cortar la parte superior de la granada y deslizar hacia las membranas blancas. Remover las semillas a un vaso medidor y dejar a un lado.

Lavar la manzana y cortarla por la mitad. Remover el centro y trozar. Dejar a un lado.

Pelar y trozar el jengibre. Dejar a un lado.

Combinar la sandía, granada, manzana y jengibre en una juguera. Pulsar y transferir a un vaso. Añadir agua para ajustar el espesor.

Refrigerar 15 minutos antes de servir.

Información nutricional por porción: Kcal: 162, Proteínas: 3.1g, Carbohidratos: 45.3g, Grasas: 1.5g

20. Jugo de Zapallo Calabaza y Limón

Ingredientes:

1 taza de zapallo calabaza, en trozos

1 limón entero, sin piel

1 taza de hinojo, en trozos

1 taza de pepino, en rodajas

Preparación:

Pelar el zapallo calabaza y remover las semillas. Cortar en cubos y reservar el resto en la nevera.

Pelar el limón y cortarlo por la mitad. Dejar a un lado.

Recortar las capas marchitas del hinojo. Trozarlo y llenar un vaso medidor. Reservar el resto.

Lavar el pepino y cortarlo en rodajas. Llenar un vaso medidor y reservar el resto en la nevera. Dejar a un lado.

Combinar el zapallo calabaza, limón, hinojo y pepino en una juguera, y pulsar. Transferir a un vaso y añadir hielo picado.

Servir inmediatamente.

Información nutricional por porción: Kcal: 86, Proteínas: 3.4g, Carbohidratos: 30.0g, Grasas: 0.5g

21.   Jugo de Pomelo y Perejil

Ingredientes:

1 pomelo grande, sin piel

2 tazas de perejil, en trozos

1 pomelo grande, sin piel

1 taza de sandía, en cubos

7 onzas de frijoles verdes, en trozos

½ taza de agua de coco pura

Preparación:

Pelar el pomelo y trozarlo. Dejar a un lado.

Lavar el perejil bajo agua fría. Romper con las manos y dejar a un lado.

Cortar la sandía por la mitad. Para una taza, necesitará un gajo grande. Pelarlo y trozarlo. Remover las semillas y dejar a un lado. Reservar el resto en la nevera.

Lavar los frijoles verdes y trozarlos. Poner en una olla con agua hirviendo y cocinar por 3 minutos. Remover y colar. Dejar a un lado.

Procesar el pomelo, perejil, sandía y frijoles en una juguera.

Transferir a vasos y añadir el agua de coco.

Agregar hielo y servir inmediatamente.

Información nutricional por porción: Kcal: 161, Proteínas: 6.4g, Carbohidratos: 45.6g, Grasas: 1.5g

22.   Jugo de Alcachofa y Limón

Ingredientes:

1 alcachofa mediana, en trozos

1 limón entero, sin piel

1 taza de arándanos agrios

1 manzana mediana, sin centro

¼ cucharadita de canela, molida

Preparación:

Lavar la alcachofa y recortar las hojas externas. Trozar y dejar a un lado.

Pelar el limón y cortarlo por la mitad. Dejar a un lado.

Lavar los arándanos. Colar y dejar a un lado.

Lavar la manzana y cortarla por la mitad. Remover el centro y trozar. Dejar a un lado.

Combinar la alcachofa, limón, arándanos agrios y manzana en una juguera, y pulsar. Transferir a un vaso y añadir la canela.

Refrigerar 15 minutos antes de servir.

Información nutricional por porción: Kcal: 149, Proteínas: 5.9g, Carbohidratos: 53.7g, Grasas: 0.8g

23.   Jugo de Damascos y Pomelo

Ingredientes:

2 damascos enteros, sin carozo

2 naranja grandes, sin piel

2 pomelos grandes, sin piel

1 taza de verdes de ensalada, en trozos

¼ cucharadita de cúrcuma, molida

Preparación:

Lavar los damascos y cortarlos por la mitad. Remover el carozo y trozar. Dejar a un lado.

Pelar las naranjas y dividirlas en gajos. Dejar a un lado.

Pelar los pomelos y dividirlos en gajos. Cortar cada gajo por la mitad y dejar a un lado.

Lavar los verdes de ensalada bajo agua fría. Colar y trozar.

Combinar los damascos, naranjas, pomelo y verdes de ensalada en una juguera, y pulsar. Transferir a un vaso y añadir la cúrcuma.

Refrigerar 10 minutos antes de servir.

Información nutricional por porción: Kcal: 344, Proteínas: 9.3g, Carbohidratos: 105.4g, Grasas: 1.6g

24. Jugo de Moras y Limón

Ingredientes:

1 taza de moras

1 limón entero, sin piel

1 taza de remolacha, en rodajas

1 pera mediana, en trozos

1 onza de agua

Preparación:

Lavar las moras en un colador. Colar y dejar a un lado.

Pelar el limón y cortarlo por la mitad. Dejar a un lado.

Lavar la remolacha y recortar las partes verdes. Cortar en rodajas finas y llenar un vaso medidor. Reservar el resto.

Lavar la pera y cortarla por la mitad. Remover el centro y trozar. Dejar a un lado.

Combinar las moras, limón, remolacha y pera en una juguera, y pulsar. Transferir a un vaso y añadir el agua.

Refrigerar 15 minutos antes de servir.

Información nutricional por porción: Kcal: 165, Proteínas: 4.9g, Carbohidratos: 60.2g, Grasas: 1.4g

25.   Jugo de Berro y Pimiento Dulce

Ingredientes:

1 taza de berro, en trozos

1 pimiento dulce grande, en trozos

1 tomate mediano entero, en trozos

1 rama de romero

1 onza de agua

Preparación:

Lavar el berro bajo agua fría. Colar y romper con las manos. Dejar a un lado.

Lavar el pimiento dulce y cortarlo por la mitad. Remover las semillas y trozar. Dejar a un lado.

Lavar el tomate y ponerlo en un tazón pequeño. Trozar y reservar el jugo. Dejar a un lado.

Combinar el berro, pimiento dulce y tomate en una juguera, y pulsar. Transferir a un vaso y añadir el agua y jugo de tomate. Rociar con romero y servir inmediatamente.

Información nutricional por porción: Kcal: 56, Proteínas: 3.5g, Carbohidratos: 15.1g, Grasas: 0.7g

26.   Jugo de Calabacín y Cerezas

Ingredientes:

1 calabacín mediano, en trozos

1 taza de cerezas enteras

1 gajo grande de melón dulce

2 frutillas grandes

1 onza agua de coco

Preparación:

Lavar el calabacín y cortarlo en rodajas finas. Llenar el vaso medidor y reservar el resto. Dejar a un lado.

Usando un colador, lavar las cerezas. Colar y dejar a un lado.

Cortar el melón por la mitad. Remover las semillas y lavarlo. Cortar un gajo y pelarlo. Trozar y dejar a un lado.

Lavar las frutillas. Trozar y dejar a un lado.

Combinar el calabacín, cerezas, melón y frutillas en una juguera. Pulsar. Transferir a un vaso y añadir algunos cubos de hielo.

Servir inmediatamente.

Información nutricional por porción: Kcal: 96, Proteínas: 1.8g, Carbohidratos: 31.4g, Grasas: 0.6g

27. Jugo de Acelga y Espárragos

Ingredientes:

1 taza de Acelga, en trozos

1 taza de espárragos, recortados

1 tomate grande, en trozos

1 taza de Brotes de Bruselas, recortados

1 calabacín grande, en rodajas

Preparación:

Lavar la acelga bajo agua fría. Colar y dejar a un lado.

Lavar los espárragos y recortar las puntas. Trozar y dejar a un lado.

Lavar el tomate y ponerlo en un tazón. Cortar en cuartos y reservar el jugo. Dejar a un lado.

Lavar los brotes de Bruselas y recortar las capas externas. Cortarlos por la mitad y dejar a un lado.

Lavar el calabacín y cortarlo en rodajas gruesas. Dejar a un lado.

Combinar la acelga, espárragos, tomate, brotes de Bruselas y calabacín en una juguera, y pulsar.

Transferir a un vaso y añadir hielo antes de servir.

Información nutricional por porción: Kcal: 109, Proteínas: 10.1g, Carbohidratos: 32.4g, Grasas: 1.2g

28. Jugo de Papaya Y Calabacín

Ingredientes:

1 taza de papaya, en trozos

1 calabacín grande, en rodajas

1 tomate grande, en trozos

1 limón grande, sin piel

1 taza de albahaca fresca, en trozos

Preparación:

Pelar la papaya y cortarla por la mitad. Remover las semillas y pulpa. Trozar y dejar a un lado.

Pelar el calabacín y trozarlo. Dejar a un lado.

Lavar el tomate y ponerlo en un tazón. Cortar en cuartos y reservar el jugo. Dejar a un lado.

Pelar el limón y cortarlo por la mitad. Dejar a un lado.

Lavar la albahaca y trozarla. Dejar a un lado.

Combinar la papaya, calabacín, tomate, limón y albahaca en una juguera, y pulsar.

Transferir a un vaso y añadir hielo antes de servir.

Información nutricional por porción: Kcal: 240, Proteínas: 3.1g, Carbohidratos: 75.1g, Grasas: 0.9g

29.   Jugo de Coco y Calabaza

Ingredientes:

1 taza de calabaza, en cubos

½ taza de agua de coco, sin endulzar

1 banana mediana, sin piel

1 taza de frambuesas, frescas

1 cucharadita de miel, cruda

Preparación:

Cortar la parte superior de la calabaza. Cortarla por la mitad y remover las semillas. Cortar un gajo grande y pelarlo. Trozar en cubos y llenar un vaso medidor. Reservar el resto en la nevera.

Pelar y trozar la banana. Dejar a un lado.

Lavar las frambuesas bajo agua fría. Colar y dejar a un lado.

Combinar la calabaza, banana y frambuesas en una juguera. Transferir a un vaso y añadir el agua de coco y miel.

Agregar hielo y servir inmediatamente.

Información nutricional por porción: Kcal: 153, Proteínas: 3.9g, Carbohidratos: 49.1g, Grasas: 1.3g

30.   Jugo de Bayas Mixtas y Coco

Ingredientes:

1 taza de arándanos agrios

1 taza de moras

1 taza de arándanos

1 taza de frambuesas

3 onzas de agua de coco

Preparación:

Combinar los arándanos agrios, arándanos, moras y frambuesas en un colador. Lavar bajo agua fría y colar. Dejar a un lado.

Combinar todo en una juguera, y pulsar. Transferir a un vaso y añadir hielo antes de servir. Puede añadir miel para más sabor.

Información nutricional por porción: Kcal: 165, Proteínas: 5.0g, Carbohidratos: 63.4g, Grasas: 2.1g

31.   Jugo de Lechuga y Pomelo

Ingredientes:

3 tazas de lechuga roja, en trozos

1 naranja grande, sin piel

1 pomelo grande, sin piel

1 taza de papaya, en trozos

½ taza de agua de coco pura, sin endulzar

1 cucharadita de miel líquida

Preparación:

Lavar la lechuga bajo agua fría. Romper con las manos y dejar a un lado.

Pelar la naranja y dividirla en gajos. Dejar a un lado.

Lavar el pomelo y trozarlo. Dejar a un lado.

Pelar la papaya y cortarla por la mitad. Remover las semillas y pulpa. Trozar y dejar a un lado.

Combinar la lechuga, naranja, pomelo y papaya en una juguera, y pulsar.

Transferir a vasos y añadir el agua de coco.

Refrigerar 10 minutos antes de servir.

Información nutricional por porción: Kcal: 208, Proteínas: 4.3g, Carbohidratos: 63.7g, Grasas: 0.9g

32.   Jugo de Brotes de Bruselas y Zanahoria

Ingredientes:

1 taza de coliflor, en trozos

1 taza de Brotes de Bruselas, en trozos

1 taza de zanahorias, en rodajas

1 taza de verdes de nabo, en trozos

3 naranja grandes, sin piel

1 cucharada de miel

Preparación:

Recortar las hojas externas de la coliflor. Lavarla y trozar. Llenar un vaso medidor y reservar el resto en la nevera.

Lavar los brotes de Bruselas y recortar las capas externas. Cortar por la mitad y dejar a un lado.

Lavar las zanahorias y cortarlas en rodajas finas. Dejar a un lado.

Lavar los verdes de nabo bajo y romper con las manos. Dejar a un lado.

Pelar las naranjas y dividirlas en gajos. Dejar a un lado.

Combinar la coliflor, brotes de Bruselas, zanahorias, verdes de nabo y naranjas en una juguera, y pulsar. Transferir a un vaso y añadir la miel y agua de coco.

Agregar hielo antes de servir o refrigerar por 10 minutos.

Información nutricional por porción: Kcal: 367, Proteínas: 14.47g, Carbohidratos: 116g, Grasas: 1.9g

33.   Jugo de Limón y Brócoli

Ingredientes:

2 limones grandes, sin piel

2 tazas de brócoli crudo, en trozos

1 taza de frambuesas frescas

½ taza de agua de coco, sin endulzar

2 calabacines grandes, sin piel y en rodajas

1 cucharada de miel

Preparación:

Pelar el limón y cortarlo por la mitad. Dejar a un lado.

Lavar el brócoli y trozarlo. Dejar a un lado.

Lavar las frambuesas bajo agua fría. Colar y dejar a un lado.

Lavar el calabacín y cortarlo en rodajas gruesas. Dejar a un lado.

Combinar los limones, brócoli, frambuesas y calabacín en una juguera, y pulsar. Transferir a un vaso y añadir el agua de coco.

Agregar hielo y servir.

Información nutricional por porción: Kcal: 192, Proteínas: 10.9g, Carbohidratos: 56g, Grasas: 2.2g

34.   Jugo de Rábanos y Espárragos

Ingredientes:

1 gajo grande de melón dulce

1 rábano grande, en trozos

1 taza de Acelga, en trozos

1 taza de espárragos, recortados

1 taza de papaya, en trozos

¼ taza de agua de coco pura, sin endulzar

Preparación:

Cortar el melón dulce por la mitad. Remover las semillas. Cortar los gajos grandes y pelarlos. Trozar y poner en un tazón. Reservar el resto en la nevera.

Lavar el rábano y recortar las partes verdes. Trozar y dejar a un lado.

Lavar la acelga y romper con las manos. Dejar a un lado.

Lavar los espárragos y recortar las puntas. Trozar y dejar a un lado.

Pelar la papaya y cortarla por la mitad. Remover las semillas y pulpa. Trozar y dejar a un lado.

Combinar el melón, rábano, acelga, espárragos y papaya en una juguera, y pulsar.

Transferir a vasos y refrigerar 15 minutos antes de servir.

Información nutricional por porción: Kcal: 127, Proteínas: 5.2g, Carbohidratos: 37.0g, Grasas: 0.8g

35.   Jugo de Acelga y Guayaba

Ingredientes:

1 guayaba grande, en trozos

2 tazas de Acelga, en trozos

2 tazas de col rizada fresca, en trozos

Un puñado de espinaca, en trozos

¼ taza de agua de coco pura, sin endulzar

1 cucharada de azúcar de coco pura

Preparación:

Lavar la guayaba y trozarla. Dejar a un lado.

Combinar la acelga, col rizada y espinaca en un colador, y lavar bajo agua fría. Colar y trozar. Dejar a un lado.

Combinar la guayaba, acelga, col rizada y espinaca en una juguera, y pulsar.

Transferir a vasos y añadir el agua de coco y azúcar de coco pura.

Agregar hielo y servir inmediatamente.

Información nutricional por porción: Kcal: 129, Proteínas: 48.1g, Carbohidratos: 34.6g, Grasas: 3.2g

36.   Jugo de Pomelo y Naranja

Ingredientes:

2 naranja grandes, sin piel

1 pera mediana, en trozos

1 taza de espinaca, en trozos

1 pomelo grande, sin piel

1 rodaja de jengibre pequeña, sin piel

Preparación:

Pelar las naranjas y dividirlas en gajos. Dejar a un lado.

Lavar la pera y remover el centro. Trozar y dejar a un lado.

Lavar la espinaca y romper con las manos. Dejar a un lado.

Lavar el pomelo y trozarlo. Dejar a un lado.

Pelar el jengibre y dejar a un lado.

Combinar las naranjas, pera, espinaca, pomelo y jengibre en una juguera, y pulsar.

Transferir a vasos y refrigerar 10 minutos antes de servir.

Información nutricional por porción: Kcal: 221, Proteínas: 5g, Carbohidratos: 71.8g, Grasas: 0.8g

37.   Jugo de Coco y Lima

Ingredientes:

2 limas enteras, sin piel

1 taza de brócoli, en trozos

Un puñado de espinaca fresca

1 pomelo grande, sin piel

1 taza de agua de coco, sin endulzar

1 cucharada de miel, cruda

Algunas hojas de menta

Preparación:

Pelar las limas y cortarlas por la mitad. Dejar a un lado.

Lavar el brócoli y recortar las hojas externas. Dejar a un lado.

Lavar la espinaca y romper con las manos. Dejar a un lado.

Lavar el pomelo y trozarlo. Dejar a un lado.

Combinar las limas, brócoli, espinaca y pomelo en una juguera, y pulsar. Transferir a un vaso y añadir la miel. Decorar con hojas de menta.

Agregar hielo y servir.

Información nutricional por porción: Kcal: 176, Proteínas: 14.5g, Carbohidratos: 52.0g, Grasas: 2.07g

38. Jugo de Cerezas y Kiwi

Ingredientes:

1 taza de cerezas

1 taza de coliflor, en trozos

1 taza de col rizada, en trozos

3 kiwis grandes, sin piel

1 cucharadita de azúcar de coco pura

Preparación:

Lavar las cerezas y remover las ramas. Cortarlas por la mitad y llenar un vaso medidor. Dejar a un lado.

Recortar las hojas externas de la coliflor. Lavarla y trozar. Llenar un vaso medidor y reservar el resto en la nevera.

Lavar y trozar la col rizada. Dejar a un lado.

Pelar los kiwis y cortarlos por la mitad. Dejar a un lado.

Combinar cerezas, coliflor, col rizada y kiwis en una juguera. Transferir a un vaso y añadir el agua de coco.

Agregar hielo y servir.

Información nutricional por porción: Kcal: 228, Proteínas: 8.9g, Carbohidratos: 66.2g, Grasas: 2.3g

39.   Jugo de Espinaca y Bayas Mixtas

Ingredientes:

1 taza de arándanos

1 taza de frambuesas

1 taza de arándanos

1 taza de frutillas, en trozos

¼ taza de espinaca

½ cucharadita de jengibre, molido

Preparación:

Lavar la espinaca y romper con las manos. Dejar a un lado.

Combinar las bayas en un colador y lavar bajo agua fría. Dejar a un lado.

Mezclar las bayas y espinaca en una juguera, y pulsar. Transferir a un vaso y añadir el jengibre.

Agregar algunos cubos de hielo y servir inmediatamente.

Información nutricional por porción: Kcal: 158, Proteínas: 5.9g, Carbohidratos: 56.4g, Grasas: 2.3g

40. Jugo de Pomelo y Miel

Ingredientes:

1 pomelo grande, sin piel

1 taza de calabaza, en cubos

2 manzanas Granny Smith grandes, sin centro y en trozos

1 cucharadita de miel, cruda

½ cucharadita de jengibre, molido

Preparación:

Lavar el pomelo y trozarlo. Dejar a un lado.

Cortar la parte superior de la calabaza. Cortarla por la mitad y remover las semillas. Cortar un gajo grande y pelarlo. Trozar en cubos y llenar un vaso medidor. Reservar el resto en la nevera.

Lavar las manzanas y remover el centro. Trozar y dejar a un lado.

Combinar el pomelo, calabaza y manzanas en una juguera, y pulsar. Transferir a un vaso y añadir la miel y jengibre.

Refrigerar o añadir hielo y servir.

Información nutricional por porción: Kcal: 271, Proteínas: 4.5g, Carbohidratos: 79.22g, Grasas: 1.1g

41.   Jugo de Cantalupo y Papaya

Ingredientes:

1 taza de cantalupo, en cubos

1 taza de papaya, en trozos

½ taza de agua de coco

1 taza de guayaba, en trozos

1 cucharada de hojas de menta fresca

¼ cucharadita de canela, molida

Preparación:

Cortar el cantalupo por la mitad. Remover las semillas y pulpa. Cortar y pelar 1 gajo grande. Trozar y llenar un vaso medidor. Reservar el resto en la nevera.

Pelar la papaya y cortarla por la mitad. Remover las semillas y pulpa. Trozar y dejar a un lado.

Lavar la guayaba y trozarla. Si usa una fruta grande, reservar el resto en la nevera.

Combinar el cantalupo, papaya y guayaba en una juguera.

Transferir a vasos y añadir el agua de coco.

Decorar con hojas de menta y añadir hielo antes de servir.

Información nutricional por porción: Kcal: 124, Proteínas: 3.3g, Carbohidratos: 36.3g, Grasas: 1.2g

42. Jugo de Frutillas y Coco

Ingredientes:

2 tazas de frutillas, en trozos

1 naranja roja grande

1 taza de arándanos

½ taza de agua de coco, sin endulzar

1 cucharadita de azúcar de coco pura

Preparación:

Combinar los arándanos y frutillas en un colador, y lavar bajo agua fría. Dejar a un lado.

Pelar la naranja y dividirla en gajos. Usar la mitad de los gajos y reservar el resto.

Combinar los arándanos, frutillas y naranja en una juguera. Transferir a un vaso y añadir el agua de coco y azúcar de coco.

Agregar hielo o refrigerar antes de servir.

Información nutricional por porción: Kcal: 146, Proteínas: 3.0g, Carbohidratos: 45.8g, Grasas: 0.8g

43.   Jugo de Zapallo Calabaza y Canela

Ingredientes:

1 taza de zapallo calabaza, en trozos

1 pera pequeña, sin centro y en trozos

½ cucharadita de canela, molida

¼ taza de agua

Preparación:

Pelar el zapallo calabaza y remover las semillas. Cortar en cubos y reservar el resto.

Lavar la pera y remover el centro. Trozar y dejar a un lado.

Combinar la calabaza y pera en una juguera, y pulsar.

Transferir a vasos y añadir el agua y canela.

Agregar hielo antes de servir.

Información nutricional por porción: Kcal: 183, Proteínas: 3.4g, Carbohidratos: 59.8g, Grasas: 0.5g

44.   Jugo de Zanahoria y Manzana

Ingredientes:

2 zanahorias grandes, en rodajas

1 taza de chirivías, en rodajas

3 manzanas Granny Smith, sin centro y en trozos

½ cucharadita de canela, molida

¼ cucharadita de jengibre, molido

1 cucharada de miel, cruda

Preparación:

Lavar las zanahorias y chirivías y cortar en rodajas gruesas. Dejar a un lado.

Lavar las manzanas y remover el centro. Trozar y dejar a un lado.

Combinar las zanahorias, chirivías y manzanas en una juguera, y pulsar.

Transferir a un vaso y añadir la miel, canela y jengibre.

Agregar algunos cubos de hielo y servir inmediatamente.

Información nutricional por porción: Kcal: 406, Proteínas: 5.6g, Carbohidratos: 121.8g, Grasas: 1.9g

45. Jugo de Calabacines y Pomelo

Ingredientes:

3 calabacines grandes, sin piel

1 pomelo, sin piel

1 cucharadita de extracto de menta

1 onza de agua de coco

1 cucharada de azúcar de coco

Preparación:

Lavar el calabacín y cortarlo en rodajas gruesas. Dejar a un lado.

Pelar y trozar el pomelo. Dejar a un lado.

Combinar los calabacines y pomelo en una juguera, y pulsar. Transferir a un vaso y añadir el agua de coco, azúcar de coco y extracto de menta.

Agregar algunos cubos de hielo y servir inmediatamente.

Información nutricional por porción: Kcal: 204, Proteínas: 7.7g, Carbohidratos: 59g, Grasas: 1.3g

46.   Jugo de Apio y Chirivías

Ingredientes:

1 taza de chirivías, en trozos

2 zanahorias grandes, en rodajas

1 tallo de apio, en trozos

1 guayaba entera, en trozos

2 pomelos grandes, sin piel

1 naranja grande, sin piel

Preparación:

Lavar las zanahorias y chirivías y cortar en rodajas gruesas. Dejar a un lado.

Lavar el apio y trozarlo. Dejar a un lado.

Lavar la guayaba y trozarla. Si usa una fruta grande, reservar el resto en la nevera.

Pelar los pomelos y trozarlos.

Pelar las naranjas y dividirlas en gajos. Dejar a un lado.

Combinar las chirivías, zanahorias, apio, guayaba, pomelo y naranja en una juguera, y pulsar.

Transferir a un vaso y añadir hielo antes de servir.

Información nutricional por porción: Kcal: 328, Proteínas: 8.7g, Carbohidratos: 101.2g, Grasas: 2.0g

47.   Jugo de Cantalupo con Durazno Fresco

Ingredientes:

1 taza de cantalupo, en cubos

1 durazno mediano, sin carozo

1 taza de mango, en trozos

1 lima entera, sin piel

1 taza de menta fresca, picada

Preparación:

Cortar el cantalupo por la mitad. Remover las semillas y cortar dos gajos. Pelarlos, trozarlos y dejar a un lado. Reservar el resto en la nevera.

Lavar el durazno y cortarlo por la mitad. Remover el carozo y trozar. Dejar a un lado.

Lavar y pelar el mango. Trozar y dejar a un lado.

Pelar la lima y cortarla por la mitad. Dejar a un lado.

Combinar el cantalupo, mango, durazno, lima y menta en una juguera. Pulsar. Transferir a un vaso y añadir hielo picado.

Servir inmediatamente.

Información nutricional por porción: Kcal: 205, Proteínas: 5.2g, Carbohidratos: 59.2g, Grasas: 1.6g

48.   Jugo de Lima y Cereza

Ingredientes:

1 taza de palta, en cubos

1 taza de cerezas frescas, sin carozo

1 lima entera, sin piel

1 naranja mediana, en gajos

1 cucharada de miel, cruda

Preparación:

Pelar la palta y cortarla por la mitad. Remover el carozo y cortarla en cubos. Llenar un vaso medidor y reservar el resto.

Lavar las cerezas y cortarlas por la mitad. Remover el carozo y dejar a un lado.

Pelar la lima y cortarla por la mitad. Dejar a un lado.

Pelar la naranja y dividirla en gajos. Cortar cada gajo por la mitad y dejar a un lado.

Combinar la palta, cerezas, lima y naranja en una juguera, y pulsar. Transferir a un vaso y añadir la miel.

Agregar hielo picado y servir.

Información nutricional por porción: Kcal: 408, Proteínas: 6g, Carbohidratos: 74.5g, Grasas: 22.5g

COMIDAS

1.   Estofado de Porotos y Champiñones

Ingredientes:

4 tazas de porotos, pre-cocidos, colados

1 libra de champiñones, en trozos

1 cebolla mediana, picada

2 tazas de tomates, en cubos

4 dientes de ajo, molido

½ taza de albahaca fresca, molida

1 cucharada de tomillo seco, molido

1 cucharadita de aceite vegetal

2 cucharadita de romero fresco, picado

½ cucharadita de sal

¼ cucharadita de pimienta negra, molida

Preparación:

Poner los porotos en una olla de agua hirviendo y cocinar por 2 minutos. Dejar reposar por 2 horas.

Precalentar el aceite en una sartén grande a fuego medio/alto. Añadir las cebollas y ajo, y cocinar por 10 minutos, hasta que trasluzca.

Agregar los tomates, champiñones, tomillo, albahaca y romero. Cocinar por 10 minutos y añadir los porotos. Agregar agua para ajustar el espesor. Reducir el fuego al mínimo y tapar. Cocinar por 40 minutos y rociar con sal y pimienta a gusto. Remover del fuego y servir caliente.

Información nutricional por porción: Kcal: 346, Proteínas: 23.4g, Carbohidratos: 62.3g, Grasas: 1.9g

2.   Sopa de Tomate

Ingredientes:

1 libra de tomates, en cubos

3 pimientos medianos, en cubos

1 zanahoria grande, en rodajas

3 dientes de ajo, molido

1 cebolla grande, en trozos

2 cucharadas de crema agria

½ taza de albahaca fresca, picada

1 cucharadita de mezcla de sazón de vegetales

¼ cucharadita de pimienta negra, molida

1 cucharadita de tomillo seco, molido

¼ cucharadita de sal

Preparación:

Combinar las cebollas, ajo y 2 cucharadas de agua en una sartén antiadherente grande a fuego medio/alto. Cocinar por 3-4 minutos o hasta que el agua evapore. Añadir los pimientos, zanahoria y ½ taza de agua. Cocinar hasta que ablanden. Agregar los tomates, albahaca, tomillo seco, y revolver bien para combinar. Reducir el fuego al mínimo y tapar. Cocinar por 20 minutos y remover del fuego. Transferir la mezcla a una procesadora y pulsar hasta que esté suave. Retornar la mezcla a la sartén. Calentarla y rociar con sal y pimienta.

Servir caliente.

Información nutricional por porción: Kcal: 178, Proteínas: 5.9g, Carbohidratos: 35.5g, Grasas: 3.6g

3. Pasta con Salsa de Rúcula

Ingredientes:

2 libras de pasta, pre-cocida

2 tazas de rúcula fresca, deshecha

1 taza de queso crema

2 cucharadita de jugo de limón, recién exprimido

4 dientes de ajo, molido

2 cucharadas de piñones, tostados

½ cucharadita de sal

Preparación:

Cocinar la pasta usando las instrucciones del paquete. Colar bien y dejar a un lado.

Mientras tanto, combinar el queso, rúcula, jugo de limón, ajo y sal en una procesadora. Pulsar hasta que esté suave. Verter la salsa sobre la pasta y cubrir con piñones.

Servir.

Información nutricional por porción: Kcal: 595, Proteínas: 20.7g, Carbohidratos: 85.1g, Grasas: 19.0g

4.   Salmón y Papas con Salsa

Ingredientes:

2 libras de filetes de salmón, sin piel ni hueso

1 cucharada de aceite de oliva

1 cucharada de romero, picado

½ cucharadita de sal marina

4 papas pequeñas, sin piel y en trozos

Para la salsa:

2 tomates medianos, en cubos

1 cebolla pequeña, en cubos

¼ taza de perejil fresco, en trozos

1 cucharada de jugo de limón

1 cucharadita de vinagre de sidra de manzana

½ cucharadita de sal

Preparación:

Poner las papas en una olla de agua hirviendo. Cocinar

hasta que ablande. Remover del fuego y colar. Transferir a un plato y dejar a un lado.

Combinar los ingredientes de la salsa en una procesadora y pulsar. Transferir a un tazón y dejar a un lado.

Precalentar el aceite en una sartén antiadherente grande a fuego medio/alto. Añadir el salmón y cocinar por 4-5 minutos. Transferir al plato con las papas. Rociar con sal y romero. Verter la salsa sobre las papas y servir.

Información nutricional por porción: Kcal: 235, Proteínas: 23.9g, Carbohidratos: 15.8g, Grasas: 9.0g

5.   Chutney de Palta

Ingredientes:

2 paltas grandes, sin carozo, sin piel, y en trozos

1 cebolla mediana, en cubos

1 cucharadita de jengibre fresco, rallado

1 cucharadita de comino, molido

½ taza de menta fresca, picada

1 cucharada de aceite de oliva

½ cucharadita de sal

¼ cucharadita de pimienta negra, molida

Preparación:

Precalentar el aceite en una sartén grande a fuego medio/alto. Añadir las cebollas y freír hasta que trasluzca. Agregar el comino y jengibre, y cocinar por 3-4 minutos más. Remover la sartén del fuego y añadir la palta y menta.

Rociar con sal y pimienta a gusto, y servir.

Información nutricional por porción: Kcal: 340, Proteínas: 3.6g, Carbohidratos: 17.1g, Grasas: 31.2g

6.   Arroz Basmati

Ingredientes:

3 tazas de arroz basmati

2 cebollas moradas pequeñas, en cubos

1 taza de cebollas de verdeo, en trozos

1 pimiento grande, en trozos

1 zanahoria mediana, en trozos

3 cucharadas de jugo de limón

1 cucharada de vinagre balsámico

1 cucharadita de polvo de curry

½ cucharadita de Pimienta cayena, molida

½ cucharadita de sal

¼ cucharadita de pimienta negra, molida

Preparación:

Mezclar el jugo de limón, vinagre, curry, pimienta cayena, sal y pimienta en un tazón. Dejar reposar.

Poner el arroz en una olla profunda. Verter 6 tazas de agua y hervir. Reducir el fuego al mínimo y tapar. Cocinar por 40 minutos, hasta que ablande. Remover del fuego y colar. Dejar a un lado.

Mientras tanto, combinar las cebollas moradas, cebollas de verdeo y zanahoria en un tazón grande. Rociar con la mezcla de jugo de limón y revolver. Añadir el arroz y mezclar para combinar.

Servir.

Información nutricional por porción: Kcal: 440, Proteínas: 9.1g, Carbohidratos: 96.4g, Grasas: 1.0g

7.   Ensalada de Naranja y Remolacha

Ingredientes:

2 naranjas grandes, sin piel y en gajos

5 remolachas medianas, recortadas, sin piel

2 tazas de Lechuga romana, en trozos

2 tazas de frijoles negros, pre-cocidos

1 cucharada de vinagre de vino tinto

3 cucharadas de eneldo fresco, molido

2 cucharadas de aceite de oliva extra virgen

2 cucharadas de almendras, en trozos

½ cucharadita de sal

¼ cucharadita de pimienta negra, molida

Preparación:

Mezclar el vinagre, aceite, eneldo, sal y pimienta en un tazón. Dejar a un lado.

Poner las remolachas en una olla profunda y añadir agua hasta cubrir. Hervir y reducir el fuego. Tapar y cocinar por 20-25 minutos. Remover del fuego, colar y dejar a un lado.

Mientras tanto, poner los frijoles en una olla de agua hirviendo. Cocinar hasta que ablande, remover del fuego y colar bien. Dejar a un lado.

Combinar las remolachas, frijoles y naranjas en un tazón grande. Rociar con aderezo y sacudir para cubrir.

Poner un puñado de lechuga en un plato y verter la ensalada encima. Cubrir con almendras, y rociar con sal y pimienta de ser necesario.

Información nutricional por porción: Kcal: 345, Proteínas: 16.8g, Carbohidratos: 57.8g, Grasas: 6.9g

8.　　Sopa Crema de Calabacín

Ingredientes:

4 calabacines medianos, sin piel y en trozos

1 cebolla mediana, en trozos

2 tazas de caldo vegetal

1 taza de yogurt entero

1 cucharadita de tomillo seco, molido

1 cucharadita de nuez moscada

1 cucharadita de ralladura de lima

½ cucharadita de pimienta negra, molida

½ cucharadita de sal

Preparación:

Combinar las cebollas y 2 cucharadas de agua en una sartén antiadherente grande a fuego medio/alto. Añadir los calabacines y cocinar por 5 minutos, revolviendo constantemente. Verter el caldo vegetal, nuez moscada, tomillo y ralladura de lima.

Cocinar por otros 15 minutos, hasta que ablande. Remover del fuego y transferir a una procesadora.

Pulsar hasta que esté suave, y retornar a la sartén. Añadir el yogurt y calentar. Rociar con sal y pimienta, y servir.

Información nutricional por porción: Kcal: 63, Proteínas: 5.0g, Carbohidratos: 8.3g, Grasas: 1.2g

9.   Envueltos de Pepino y Atún

Ingredientes:

4 latas de atún, coladas

2 pepinos medianos, en trozos

½ taza de chalotes, picados

4 cucharadas de mayonesa

¼ taza de jugo de limón

2 cucharadas de crema agria

½ cucharadita de sal

¼ cucharadita de pimienta negra, molida

1 cabeza de lechuga grande

Preparación:

Mezclar la mayonesa, jugo de limón, crema agria y una pizca de sal en un tazón pequeño. Dejar a un lado.

Combinar el atún, chalotes y pepino en un tazón grande. Añadir la mezcla hecha previamente y sacudir para combinar.

Esparcir las hojas de lechuga en un plato y verter la mezcla encima. Enrollar y asegurar con un palillo de madera. Servir inmediatamente.

Información nutricional por porción: Kcal: 253, Proteínas: 28.1g, Carbohidratos: 7.4g, Grasas: 11.9g

10. Hash de Verduras

Ingredientes:

2 tazas de frijoles blancos, pre-cocidos

½ taza de puerros, picados

1 pimiento grande, trozado pequeño

2 papas pequeñas, sin piel y en trozos

1 taza de col rizada fresca, en trozos

2 dientes de ajo, molido

2 cucharadita de romero fresco, picado

2 cucharadas de jugo de limón

1 cucharada de ralladura de limón

1 cucharadita de sal

½ cucharadita de pimienta negra, molida

Preparación:

Poner las papas en una olla de agua hirviendo. Cocinar hasta que ablanden y remover del fuego. Colar bien y dejar a un lado. Repetir el proceso con frijoles.

Combinar los puerros, pimientos y 2 cucharadas de agua en una cacerola antiadherente grande a fuego medio/alto. Cocinar por 2 minutos, y añadir el ajo. Rociar con romero y revolver. Agregar las papas, jugo de limón y frijoles. Cocinar por 8-10 minutos, y añadir la col rizada. Continuar cocinando 5 minutos más. Rociar con ralladura de limón, sal y pimienta antes de servir.

Información nutricional por porción: Kcal: 342, Proteínas: 21.0g, Carbohidratos: 65.1g, Grasas: 1.0g

11.   Galletas de Jengibre

Ingredientes:

2 tazas de harina de trigo integral

1 cucharadita de bicarbonato de sodio

1 cucharadita de jengibre, molido

1 cucharadita de canela, molida

½ taza de salsa de manzana

2 cucharadas de jarabe de arce

2 cucharadas de jalea de higos

1 cucharadita de extracto de vainilla

Preparación:

Precalentar el horno a 375°.

Combinar la harina, bicarbonato de sodio, canela, jengibre y vainilla. Revolver bien y añadir el jarabe de arce, salsa de manzana y jalea de higos. Mezclar hasta obtener una masa suave. Formar las galletas en la forma deseada.

Poner papel de hornear sobre una fuente grande. Esparcir las galletas con 2 pulgadas de espacio entre sí. Hornear por 5-6 minutos, hasta que estén crujientes. Remover del horno y dejar enfriar.

Servir con miel o leche.

Información nutricional por porción: Kcal: 91, Proteínas: 2.2g, Carbohidratos: 19.6g, Grasas: 0.2g

12.   Carne Jugosa y Frijoles Verdes

Ingredientes:

2 libras de carne magra, en trozos pequeños

2 pimientos grandes, sin semillas y en tiras

4 dientes de ajo, molido

½ taza de eneldo fresco, picado

2 tazas de frijoles verdes, pre-cocidos

3 cucharadas de aceite de oliva

1 cucharada de jugo de limón

¼ cucharadita de Pimienta cayena, molida

½ cucharadita de sal

¼ cucharadita de pimienta negra, molida

Preparación:

Precalentar el horno a 375°.

Combinar los pimientos, 2 cucharadas de aceite, ajo, eneldo, jugo de limón, pimienta cayena, sal y pimienta en una procesadora. Pulsar y dejar a un lado.

Poner los frijoles verdes en una olla de agua hirviendo y cocinar hasta que ablanden. Remover del fuego y colar bien. Dejar a un lado.

Precalentar el aceite restante en una sartén grande a fuego medio/alto. Añadir la carne y rociar con sal y pimienta a su gusto. Cocinar por 10 minutos. Remover del fuego y transferir a un plato con los frijoles. Rociar con aderezo y servir.

Información nutricional por porción: Kcal: 379, Proteínas: 47.9g, Carbohidratos: 8.7g, Grasas: 16.8g

13. Repollo Morado y Manzanas Cocidas

Ingredientes:

1 cabeza grande de repollo morado, rallada

2 zanahorias medianas, en cubos

1 taza de apio fresco, en cubos

2 manzanas medianas, sin piel, sin centro y en trozos

1 cebolla mediana, en cubos

2 cucharadas de mostaza amarilla

4 cucharadas de vinagre de vino tinto

2 cucharadas de aceite de oliva

1 cucharadita de tomillo seco, molido

½ cucharadita de sal

¼ cucharadita de pimienta negra, molida

Preparación:

Precalentar el aceite en una sartén antiadherente grande a fuego medio/alto. Añadir las cebollas y freír por algunos minutos. Agregar el apio, zanahorias, 2 cucharadas de agua, tomillo, vinagre y mostaza. Cocinar por 5 minutos, revolviendo ocasionalmente.

Añadir las manzanas y repollo, y reducir el fuego al mínimo. Tapar y cocinar por 20 minutos.

Rociar con sal y pimienta a gusto antes de servir.

Información nutricional por porción: Kcal: 133, Proteínas: 2.5g, Carbohidratos: 21.9g, Grasas: 5.2g

14. Pavo Horneado con Palta

Ingredientes:

4 libras de pechugas de pavo, en rodajas finas

1 palta mediana, sin carozo, sin piel, y en trozos

1 pimiento grande, en trozos

1 taza de Queso parmesano, rallado

2 cucharadas de perejil fresco, picado

2 cucharadas de Mostaza de Dijon

½ taza de granos de maíz

4 cucharadas de manteca

½ cucharadita de sal Himalaya

Preparación:

Precalentar el horno a 375°.

Cubrir la carne con mostaza en un tazón grande. Dejar a un lado.

Derretir la manteca en una sartén antiadherente a fuego

medio/alto. Añadir la palta, pimienta, queso, perejil y maíz. Revolver hasta que el queso derrita. Remover del fuego y transferir la mezcla a una fuente de hornear grande. Agregar la carne y cubrir con la mezcla. Tapar la fuente con papel aluminio y llevar al horno.

Hornear por 45 minutos. Remover del horno y dejar reposar antes de servir.

Información nutricional por porción: Kcal: 315, Proteínas: 35.1g, Carbohidratos: 12.3g, Grasas: 13.9g

15. Albóndigas con Ajo

Ingredientes:

1 libra carne magra molida

7 onzas de arroz blanco

2 cebollas pequeñas, sin piel y picadas

2 dientes de ajo, aplastados

1 huevo grande, batido

1 papa grande, sin piel y en rodajas

3 cucharadas de aceite de oliva extra virgen

1 cucharadita de sal

Preparación:

En un tazón grande, combinar la carne molida con arroz, cebollas, ajo, 1 huevo batido y sal. Formar la mezcla en 15-20 albóndigas, dependiendo del tamaño.

Engrasar el fondo de su olla a presión con 3 cucharadas de aceite de oliva. Hacer una capa con rodajas de papa y cubrir con las albóndigas.

Tapar, poner el fuego al mínimo y cocinar por 6-8 horas.

Información nutricional por porción: Kcal: 468, Proteínas: 33.4g, Carbohidratos: 47.0g, Grasas: 15.3g

16.   Pollo con Mantequilla de Maní

Ingredientes:

4 libras de filetes de pollo, en rodajas finas

4 cucharadas de mantequilla de maní

1 taza de leche descremada

¼ taza de cilantro fresco, picado

4 cucharadas de aceite vegetal

4 cucharadita de jengibre, molido

1 cucharada de sal marina

¼ cucharadita de pimienta negra, molida

Preparación:

Precalentar el horno a 400°.

Poner la carne en una fuente de hornear grande y cubrir con sal marina. Dejar a un lado.

Precalentar el aceite en una sartén antiadherente grande a fuego medio/alto. Añadir la leche, cilantro y jengibre. Cocinar por 2 minutos y agregar la pimienta y mantequilla de maní. Revolver para combinar y cocinar 1 minuto más. Remover del fuego.

Verter la mezcla de mantequilla de maní sobre la carne. Tapar y llevar al horno por 15-20 minutos. Retirar la tapa y hornear 2 minutos más. Remover del horno y dejar reposar antes de servir.

Información nutricional por porción: Kcal: 371, Proteínas: 55.1g, Carbohidratos: 3.0g, Grasas: 14.2g

17.   Batido de Chocolate y Bayas

Ingredientes:

1 taza de frutillas frescas

1 taza de frambuesas congeladas

5 claras de huevo

½ taza de leche de coco

¼ taza de chips de chocolate

1 cucharada de miel

1 cucharada de linaza

Preparación:

Combinar las frutillas, frambuesas, claras de huevo, leche de coco y chips de chocolate en una procesadora. Pulsar hasta que esté suave. Añadir agua para ajustar el espesor, y miel. Pulsar nuevamente. Transferir la mezcla a vasos y cubrir con semillas de linaza.

Información nutricional por porción: Kcal: 330, Proteínas: 9.3g, Carbohidratos: 42.9g, Grasas: 14.8g

18.   Frutos Secos Tostados

Ingredientes:

½ taza de almendras

½ taza de pistachos

½ taza de anacardos

½ taza de nueces

4 cucharadas de manteca

1 cucharadita de nuez moscada

1 cucharadita de ralladura de naranja

1 cucharadita de canela, molida

1 cucharadita de jengibre, molido

1 cucharadita de sal

Preparación:

Precalentar el horno a 350°.

Combinar todos los frutos en un tazón grande.

Poner papel de hornear en una fuente grande y esparcir los frutos. Llevar al horno por 8-10 minutos. Remover y dejar reposar.

Derretir la manteca en una sartén antiadherente grande a fuego medio/alto. Añadir la canela, nuez moscada, jengibre, sal y ralladura de naranja. Revolver para combinar y añadir los frutos. Cocinar por 1 minuto y remover del fuego.

Servir inmediatamente.

Información nutricional por porción: Kcal: 412, Proteínas: 10.6g, Carbohidratos: 12.9g, Grasas: 38.4g

19.   Salmón al Limón Cremoso con Espinaca

Ingredientes:

2 libras de filetes de salmón, en rodajas finas

4 tazas de espinaca, picada

1 taza de leche de coco

½ taza de jugo de limón

1 cucharada de ralladura de limón

4 cucharadas de perejil fresco, picado

2 cucharadas de piñones

2 cucharadas de aceite de oliva

1 cucharadita de sal

¼ cucharadita de pimienta negra, molida

Preparación:

Precalentar 1 cucharada de aceite en una sartén antiadherente grande a fuego medio/alto. Añadir la carne y rociar con sal a gusto. Cocinar por 5 minutos de cada lado. Dejar a un lado.

Precalentar el aceite restante en otra sartén y añadir la espinaca. Cocinar hasta que ablande. Agregar los piñones y cocinar por 1 minuto más. Remover del fuego y transferir a un plato. Cubrir con salmón y dejar a un lado.

Combinar la leche de coco y jugo de limón en una cacerola mediana. Calentar y verter la carne encima. Rociar con ralladura de limón antes de servir.

Información nutricional por porción: Kcal: 363, Proteínas: 31.5g, Carbohidratos: 4.2g, Grasas: 25.8g

20. Yogurt con Chocolate y Naranja

Ingredientes:

1 taza de yogurt entero o griego

¼ taza de chocolate negro, rallado

1 naranja grande, sin piel y en gajos

1 cucharada de miel

1 cucharada de semillas de chía

Pocas hojas de menta

Preparación:

Combinar el yogurt y chía en un tazón mediano. Añadir la miel y mezclar bien.

Agregar el chocolate rallado y naranja. Mezclar y rociar con menta a gusto.

Información nutricional por porción: Kcal: 268, Proteínas: 12.9g, Carbohidratos: 36.0g, Grasas: 9.6g

21.   Filete de Ternera en Salsa de Ajo y Pimientos Rojos

Ingredientes:

1 libra de filete de ternera, sin hueso

3 pimientos grandes, en trozos

3 cucharadas de aceite de oliva

4 dientes de ajo, en trozos

1 cebolla pequeña, en trozos

1 cucharadita de romero seco, picado

½ taza de agua

Spray de cocina sin grasa

Preparación:

Precalentar el horno a 350°.

Cubrir una fuente de hornear con spray de cocina. Poner la carne en la fuente y cocinar por 60 minutos.

Mientras tanto, cortar cada pimiento por la mitad, remover las ramas y las semillas, y picarlos. Calentar el aceite de oliva en una cacerola y añadir el ajo y cebolla. Saltear hasta que trasluzca, revolviendo constantemente. Añadir los pimientos, romero y ½ taza de agua. Hervir y reducir el fuego al mínimo. Cocinar por 10-15 minutos. Dejar a un lado.

Cuando la carne esté blanda, removerla del horno y transferirla a un plato. Verter la salsa de pimientos sobre la carne y servir.

Información nutricional por porción: Kcal: 258, Proteínas: 46.0g, Carbohidratos: 17.2g, Grasas: 18.3g

22.   Cazuela de Berenjena y Carne Picada

Ingredientes:

2 berenjenas grandes, en rodajas finas

1 taza de carne magra molida

1 cebolla mediana, en trozos

1 cucharadita de aceite de oliva

¼ cucharadita de pimienta negra, molida

2 tomates medianos, en cubos

3 cucharadas de perejil fresco, picado

Preparación:

Precalentar el horno a 300°.

Pelar las berenjenas y cortarlas longitudinalmente en hojas finas. Ponerlas en un tazón y dejarlas reposar por 1 hora. Pasarlas por huevo batido.

Precalentar el aceite en una sartén grande a fuego medio/alto. Añadir las berenjenas y freír por 3 minutos de cada lado. Dejar a un lado.

Precalentar el aceite restante en la misma sartén. Freír las cebollas hasta que trasluzcan y luego añadir el tomate y rociar con pimienta y perejil. Cocinar por 2 minutos y agregar la carne. Cocinar hasta que ablande.

Remover del fuego y dejar reposar.

Combinar la carne y la mezcla de vegetales y huevo en una cacerola para horno. Hacer una capa con berenjenas, luego carne y berenjenas de nuevo. Repetir el proceso con los ingredientes restantes.

Hornear por 30 minutos. Remover del horno y servir.

Información nutricional por porción: Kcal: 114, Proteínas: 14.2g, Carbohidratos: 21.6g, Grasas: 9.7g

23.   Batido de Coco y Vainilla

Ingredientes:

1 taza de leche de coco

½ taza de agua

1 cucharadita de extracto de vainilla

1 cucharadita de vainilla, molida

¼ taza de frambuesas frescas

½ taza de frutillas frescas

¼ cucharadita de canela, molida

Preparación:

Combinar la leche y agua en una olla profunda. Hervir a fuego mínimo. Añadir la vainilla y extracto de vainilla. Revolver bien y dejar hervir por 1 minuto. Remover del fuego y dejar enfriar.

Combinar la mezcla de leche con todos los otros ingredientes en una licuadora. Pulsar hasta que esté suave y transferir a vasos. Refrigerar por 1 hora antes de servir.

Información nutricional por porción: Kcal: 79, Proteínas: 4.6g, Carbohidratos: 10.2g, Grasas: 1.6g

24.   Salmón Dulce Sueco

Ingredientes:

2 filetes de salmón medianos, sin hueso

1 cucharadita de comino, molido

1 cucharada de aceite de oliva

1 cucharadita de jugo de lima

1 cucharadita de canela, molida

1 cucharadita de pimentón, molido

½ cucharadita sal

¼ cucharadita de pimienta negra, molida

Preparación:

Precalentar el horno a 350°.

Combinar el jugo de lima, canela, pimentón, sal y pimienta en un tazón.

Poner el salmón en la mezcla y cubrir bien. Envolver con papel film y llevar a la nevera por 30 minutos.

Poner los trozos de salmón en una fuente engrasada. Hornear por 6-8 minutos y servir caliente.

Información nutricional por porción: Kcal: 117, Proteínas: 18.2g, Carbohidratos: 12.6g, Grasas: 8.3g

25.   Carne Estilo Mexicano

Ingredientes:

3 libras carne magra rostizada

½ taza vinagre de sidra de manzana

1 cucharada de aceite vegetal

1 cucharadita de sal

2 cucharadas de cebollas secas, en trozos

1 cucharada de comino, molido

3 cucharadas de polvo de cebolla

1 diente de ajo, molido

3 cucharadas de polvo de chile

Preparación:

Combinar el comino, cebolla, ajo, chile y sal en un tazón. Dejar reposar.

Precalentar el aceite en una cacerola a fuego medio/alto. Añadir las cebollas y freír por 5 minutos.

Mientras tanto, frotar la carne con la mezcla de especias. Poner en la olla y cocinar por 10-12 minutos.

Añadir los ingredientes restantes y sellar la tapa. Cocinar por 8 minutos a fuego máximo.

Liberar la presión de la tapa y servir.

Información nutricional por porción: Kcal: 135, Proteínas: 15.62g, Carbohidratos: 5.4g, Grasas: 8.3g

26.   Lechuga Frisee Fresca con Nueces

Ingredientes:

1 libra de lechuga frisee, recortada y en trozos

¼ taza de nueces

1 manzana dulce pequeña, sin centro

¼ taza de vinagre de champagne

3 cucharadita de mostaza amarilla

½ taza de aceite de oliva extra virgen

¼ cucharadita de sal

¼ cucharadita de pimienta negra, molida

Preparación:

Combinar el vinagre de champagne, mostaza, aceite de oliva, sal y pimienta en una licuadora. Pulsar para combinar. Dejar a un lado.

Recortar la lechuga y poner en un tazón. Cortar la manzana en tiras finas. Añadir las nueces y rociar con la mezcla. Sacudir para combinar y servir frío.

Información nutricional por porción: Kcal: 315, Proteínas: 2.7g, Carbohidratos: 12.3g, Grasas: 30.3g

27. Ensalada con Pinchos de Camarones y Aderezo de Chile y Limón

Ingredientes:

<u>Para los camarones grillados y tomates:</u>

5 camarones grandes, sin piel ni vaina

8 onzas tomates uva

1 cucharada de aceite de oliva

2 dientes de ajo, aplastados

1 cucharadita de cilantro fresco, molido

½ cucharadita de cúrcuma, molida

1 cucharadita de sal

¼ cucharadita de pimienta negra, molida

2 pinchos, remojados en agua

<u>Para la ensalada:</u>

½ cabeza de lechuga mantecosa, en trozos

½ palta mediana, sin carozo, sin piel y en rodajas

Para el aderezo:

¼ taza de jugo de limón, recién exprimido

¼ taza de aceite de oliva extra virgen

1 cucharadita de mostaza amarilla

¼ cucharadita de polvo de chile

½ cucharadita de comino, molido

1 cucharada de cebollines, molidos

¼ cucharadita de sal marina

Preparación:

Precalentar el grill eléctrico a fuego alto. Mezclar 3 cucharadas de aceite de oliva, ajo, cilantro fresco, cúrcuma, sal y pimienta. Revolver hasta que esté combinado por completo.

Poner los camarones y tomates en los pinchos y esparcir la marinada usando un cepillo de cocina. Grillar por 2-3 minutos de cada lado. Dejar a un lado.

Combinar los ingredientes del aderezo en un tazón pequeño. Poner la lechuga mantecosa y palta en un tazón.

Cubrir con camarones y tomates, y rociar con el aderezo. Servir.

Información nutricional por porción: Kcal: 223, Proteínas: 3.1g, Carbohidratos: 7.2g, Grasas: 21.6g

28.   Filetes de Atún con Cilantro y Jugo de Limón

Ingredientes:

¼ taza de cilantro fresco, picado

3 dientes de ajo, molido

2 cucharadas de jugo de limón

½ taza aceite de oliva

4 filetes de atún

½ cucharadita pimentón ahumado

½ cucharadita de comino, molido

½ cucharadita de polvo de chile

½ cucharadita de sal

¼ cucharadita de pimienta negra, molida

Preparación:

Añadir el cilantro, ajo, pimentón, comino, polvo de chile y jugo de limón en una procesadora, y pulsar. Añadir el aceite gradualmente y mezclar los ingredientes hasta obtener una mezcla suave.

Transferir la mezcla a un tazón, añadir el pescado y sacudir para cubrir. Dejar reposar por 2 horas.

Remover el pescado de la marinada y precalentar un grill. Cepillar con aceite, poner el pescado y cocinar por 3-4 minutos de cada lado.

Remover el pescado del grill, transferir a un plato y servir con gajos de limón o vegetales.

Información nutricional por porción: Kcal: 513, Proteínas: 54.6g, Carbohidratos: 1.2g, Grasas: 31.7g

29.   Estofado de Repollo Fresco y Cordero

Ingredientes:

3 libras de cordero, sin hueso, pre cocido

1 ½ libras de repollo fresco

1 cebolla morada grande, sin piel y en rodajas

4 dientes de ajo, aplastados

1 tomate grande, picado

½ taza de perejil, picado

4 cucharadas de aceite de oliva extra virgen

6 tazas de agua

3 hojas de laurel

Preparación:

Verter 6 tazas de agua en una olla a presión y añadir la carne. Sellar y cocinar por 10 minutos a fuego máximo.

Agregar los vegetales y especias. Verter agua hasta cubrir todos los ingredientes. Asegurar la tapa nuevamente y cocinar 25 minutos más a fuego máximo.

Servir caliente.

Información nutricional por porción: Kcal: 401, Proteínas: 31.86g, Carbohidratos: 62.13g, Grasas: 5.12g

30. Batido de Arándanos y Miel

Ingredientes:

1 taza de arándanos frescos

¼ taza de almendras tostadas

1 cucharada de semillas de chía

1 taza de leche de almendra

2 cucharadas de miel, cruda

Un puñado de cubos de hielo

Preparación:

Combinar todos los ingredientes en una licuadora. Pulsar y transferir a vasos. Servir inmediatamente.

Información nutricional por porción: Kcal: 225, Proteínas: 11.4g, Carbohidratos: 31.3g, Grasas: 8.1g

31.   Pollo a la Miel con Cebollas de Verdeo

Ingredientes:

1 libra de cuartos traseros de pollo, en trozos pequeños

4 cucharadas de miel, cruda

6 cebollas de verdeo, en trozos

1 cucharada de menta fresca, picada

6 cucharadita de canela, molida

1 cucharada de aceite de coco

1 cucharadita de comino, molido

1 cucharadita de pimienta negra, molida

1 cucharadita de sal marina

Preparación:

Precalentar el aceite en una cacerola antiadherente grande a fuego medio/alto. Añadir la carne y cocinar por 8-10 minutos.

Agregar la cebolla picada y cocinar 3 minutos más. Añadir la sazón y comino. Cocinar 5 minutos más.

Decorar con menta y servir caliente.

Información nutricional por porción: Kcal: 105, Proteínas: 12.9g, Carbohidratos: 11.8g, Grasas: 1.1g

32.   Sopa de Cilantro Fresco

Ingredientes:

4 tazas de caldo vegetal

2 ajíes picantes verdes, picados

6 tomates medianos, por la mitad

½ cucharadita de comino, molido

1 cebolla morada en trozos

2 tazas de cilantro fresco, picado

1 cucharadita de harina de almendra

¼ taza de perejil fresco, en trozos

2 cucharadas de pasta de jengibre y ajo

½ cucharadita de cilantro, en trozos

½ cucharadita de pimienta negra, molida

½ cucharadita de sal marina

1 cucharadita de manteca de almendra

Preparación:

En una olla grande, derretir la manteca de almendra y freír la cebolla morada por 3 minutos. Añadir la pasta de jengibre y ajo.

Agregar pimienta, sal, cilantro, comino y ajíes verdes. Cocinar por 3 minutos y añadir los tomates. Revolver bien y verter el caldo.

Cocinar a fuego mínimo por 1 hora. Servir caliente.

Información nutricional por porción: Kcal: 115, Proteínas: 4.2g, Carbohidratos: 18.6g, Grasas: 5.3g

33. Trozos de Cordero Rostizados

Ingredientes:

2x 1 ½ pulgada de espesor chuletas de lomo de cordero

1 taza de aceite vegetal

3 dientes de ajo, aplastados

1 cucharada de hojas de tomillo frescas, aplastadas

1 cucharada de romero fresco, aplastado

1 cucharada de pimienta roja, molida

1 cucharadita de sal marina

Preparación:

Precalentar el horno a 350°.

Combinar el aceite con el ajo, tomillo, romero, pimienta roja y sal. Mezclar bien en un tazón grande. Añadir los trozos de cordero y cubrir bien. Dejar reposar en la nevera por 2 horas.

Poner los trozos de cordero en una sartén grande apta para horno. Añadir 4 cucharadas de marinada y reducir el fuego a 300°. Cocinar por 15 minutos y remover del horno. Agregar la marinada restante, rotar los trozos de carne y cocinar por 15 minutos más.

Remover del horno y servir con vegetales frescos.

Información nutricional por porción: Calorías: 411, Proteínas: 45.6g Carbohidratos: 19.4g Grasas: 21.2g

34.   Estofado Alemán

Ingredientes:

3 libras de hombro de ternera, sin hueso

1 libra de huesos medulares de carne

1 zanahoria grande, en rodajas

3 cebollas pequeñas, sin piel

1 libra de champiñones, en rodajas

2 tazas de caldo de carne

10 dientes de ajo

2 cucharadas de aceite de oliva

1 cucharada de romero seco, molido

½ cucharadita de sal

¼ cucharadita de pimienta negra, molida

Preparación:

Precalentar el aceite en una sartén a fuego medio/alto. Añadir la carne y dorar de cada lado. Remover de la sartén y sazonar generosamente con sal y pimienta.

Transferir a una olla a presión. Añadir los huesos de carne, zanahoria, champiñones, ajo, romero y caldo de carne.

Asegurar la tapa y cocinar por 24 minutos al máximo.

Remover del fuego, retirar los huesos y servir.

Información nutricional por porción: Kcal: 370, Proteínas: 46.5g, Carbohidratos: 40.2g, Grasas: 29.6g

35. Ensalada de Maíz Dulce

Ingredientes:

½ taza de Lechuga romana, trozada

½ taza de maíz dulce

1 pimiento rojo mediano, en rodajas

½ pimiento verde mediano, en rodajas

5 tomates cherry, por la mitad

½ cebolla morada, sin piel y en rodajas

1 cucharadita de romero seco, aplastado

1 cucharadita de jugo de lima

Preparación:

Lavar y cortar los pimientos por la mitad. Remover las semillas y la pulpa. Cortar en rodajas finas.

Pelar y cortar la cebolla.

Usar una fuente grande para servir y acomodar los vegetales. Rociar con romero y jugo de lima fresco. Servir inmediatamente.

Información nutricional por porción: Kcal: 370, Proteínas: 46.5g, Carbohidratos: 40.2g, Grasas: 29.6g

36.   Estofado Saludable de Puerro

Ingredientes:

6 puerros grandes, recortado

1 libra de carne magra

1 hoja de laurel

1 zanahoria mediana, en rodajas

¼ taza de apio, en trozos

1 cebolla pequeña, sin piel y en rodajas

¼ cucharadita de pimienta negra, molida

½ cucharadita de sal

5 cucharadas de aceite de oliva extra virgen

½ cucharadita de romero seco, picado

Preparación:

Engrasar el fondo de una olla a presión con 2 cucharadas de aceite de oliva. Cubrir la carne con sal y pimienta y poner en la olla.

Añadir la cebolla, zanahoria, apio y 1 hoja de laurel. Verter agua hasta cubrir y sellar la tapar. Reducir el fuego al mínimo luego de alcanzar la presión máxima y cocinar por 45 minutos. Remover del fuego y dejar a un lado.

Recortar los puerros y remover las primeras dos capas. Trozar. Calentar el aceite de oliva a fuego medio/alto y freír los puerros por algunos minutos.

Remover la carne de la olla. Trozar y añadir a la sartén. Agregar romero y sal a gusto. Cocinar otros 10-12 minutos.

Información nutricional por porción: Kcal: 420, Proteínas: 19.3g, Carbohidratos: 25.5g, Grasas: 27.4g

37.　Budín de Coco

Ingredientes:

2 tazas de leche de coco

1 cucharada de nueces, picadas

1 cucharada de avellanas, picadas

2 cucharadita de polvo de cacao, crudo

1 cucharadita de canela, molida

½ cucharadas de polvo de vainilla

1 cucharadita de miel

Preparación:

Verter 2 tazas de leche en una olla profunda y hervir.

Añadir los frutos, cacao, miel y vainilla, y revolver. Cocinar por 10 minutos, hasta obtener una mezcla cremosa.

Agregar canela y remover del fuego. Dejar enfriar en la nevera antes de servir.

Información nutricional por porción: Kcal: 140, Proteínas: 3.4g, Carbohidratos: 20.6, Grasas: 4.6g

38.   Cazuela Italiana

Ingredientes:

4 berenjenas grandes, en rodajas

2 cebollas medianas, sin piel y en trozos

10 tomates grandes, en trozos

7 onzas aceitunas verdes

7 onzas alcaparras

1 ají picante mediano

2 tallos de apio, en trozos

½ taza de aceite de oliva extra virgen

3 cucharadas de vinagre de sidra de manzana

1 cucharadita de sal

1 cucharadita de miel

½ cucharadas de albahaca, seca

Preparación:

Trozar las berenjenas en piezas pequeñas y sazonar con sal.

Dejar reposar por 30 minutos y luego lavar bien.

Transferir a una olla a presión y añadir los otros ingredientes. Tapar y cocinar por 2 horas a fuego medio.

Información nutricional por porción: Kcal: 98, Proteínas: 12.3g, Carbohidratos: 19.4g, Grasas: 9.6g

39. Batido de Espinaca Bebé y Manzana

Ingredientes:

½ manzana mediana, sin piel y en rodajas

1 taza de espinaca bebé, picada

1 taza de jugo de naranja, recién exprimido

2 cucharadas de semillas de linaza

1 cucharadita de miel, cruda

Preparación:

Combinar todos los ingredientes excepto los cubos de hielo en una licuadora. Pulsar hasta que esté suave. Añadir los cubos de hielo y pulsar nuevamente. Transferir la mezcla a vasos.

Información nutricional por porción: Kcal: 140, Proteínas: 7.5g, Carbohidratos: 24.0g, Grasas: 2.4g

40.   Sopa Cremosa de Brócoli con Jugo de Limón

Ingredientes:

2 onzas de brócoli fresco, recortado

¼ taza de perejil fresco, picado

1 cucharadita de tomillo seco, molido

1 cucharada de jugo de limón fresco

¼ cucharadita de ají picante, molido

3 cucharadas de aceite de oliva

1 cucharada de crema de anacardos

Preparación:

Poner el brócoli en una olla profunda y verter agua hasta cubrir. Hervir y cocinar hasta que ablande. Remover del fuego y colar.

Transferir a una procesadora. Añadir perejil fresco, tomillo y ½ taza de agua. Pulsar hasta que esté suave. Retornar a la olla y agregar más agua. Hervir y reducir el fuego al mínimo. Cocinar por 10 minutos.

Añadir aceite de oliva y crema de anacardos, rociar con ají picante molido y jugo de limón fresco. Servir caliente.

Información nutricional por porción: Kcal: 72, Proteínas: 12.4g, Carbohidratos: 15.8g, Grasas: 8.3g

41.   Salmón con Eneldo Fresco

Ingredientes:

1 libra de salmón salvaje, en rodajas finas

½ taza de jugo de limón, recién exprimido

1 diente de ajo, aplastado

1 huevo grande, batido

½ cucharadita de sal marina

1 cucharada de perejil seco, aplastado

½ taza de eneldo fresco, en trozos

¼ taza de aceite de oliva extra virgen

2 cucharadas de aceite de oliva

Preparación:

Precalentar el horno a 350°.

Combinar el aceite de oliva con jugo de limón, ajo, un huevo, sal y perejil. Mezclar bien y poner el salmón en la mezcla. Tapar y dejar reposar por 1 hora.

Verter el salmón y la marinada en una fuente de hornear pequeña. Llevar al horno por 35 minutos. Remover y rociar con menta fresca.

Información nutricional por porción: Kcal: 235, Proteínas: 27.3g, Carbohidratos: 5.8, Grasas: 9.2g

42.   Pechuga de Pollo a la Mostaza

Ingredientes:

2 pechugas de pollo, sin hueso ni piel

¼ taza de vinagre de sidra de manzana

¼ taza de aceite de oliva extra virgen

2 dientes de ajo, aplastados

2 cucharadas de mostaza amarilla

½ cucharadita de pimienta verde molida, fresca

2 cucharadas de aceite de oliva

Preparación:

Lavar y secar el pollo. Ponerlo en una tabla de cortar y sazonar con pimienta verde molida.

En un tazón grande, combinar el vinagre de manzana, aceite de oliva, ajo y mostaza, para hacer una marinada. Remojar el pollo en esta marinada por 2 horas en la nevera.

Precalentar 1 cucharada de aceite en una sartén grande a fuego medio/alto. Añadir el pollo y freír por 7-10 minutos de cada lado, hasta que esté crujiente y dorado. Agregar un poco de la mezcla mientras se cocina. Revolver ocasionalmente. Servir.

Información nutricional por porción: Kcal: 396, Proteínas: 33.3g, Carbohidratos: 1.2g, Grasas: 28.3g

43.   Paté del Norte

Ingredientes:

2 filetes de salmón, sin piel ni hueso

½ cucharadita de romero seco

1/8 cucharadita de sal marina

¼ cucharadita de ají picante, molido

1 cucharada de jugo de limón fresco

1 cucharada de aceite de oliva extra virgen

Preparación:

Lavar y secar los filetes de salmón. Cortar en piezas pequeñas y dejar a un lado.

Calentar el aceite de oliva en una sartén grande a fuego medio/alto. Añadir los trozos de atún y cocinar por 10 minutos, revolviendo constantemente. Remover del fuego y transferir a una procesadora.

Añadir 2 cucharadas de aceite de oliva, jugo de limón, sal, ají picante y romero. Procesar hasta que esté bien combinado. Servir con vegetales frescos.

Información nutricional por porción: Kcal: 240, Proteínas: 20.2g, Carbohidratos: 1.2g, Grasas: 16.3g

44. Batido de Menta Fresca

Ingredientes:

1 taza de brócoli en trozos

¼ taza de espinaca, en trozos

½ taza de agua

½ taza de agua de coco, sin azúcar

1 cucharada de nueces, picadas

Pocas hojas de menta

Preparación:

Lavar los vegetales y ponerlos en una licuadora. Poner cubos de hielo y pulsar hasta que esté suave.

Cubrir con nueces y decorar con hojas de menta.

Información nutricional por porción: Kcal: 94, Proteínas: 4.9g, Carbohidratos: 12g, Grasas: 2.7g

45. Chocolate con Manteca de Almendra

Ingredientes:

8 onzas cacao crudo

1 taza de manteca de almendra, derretida

1 taza de leche de almendra

¼ taza de harina de almendra

4 huevos grandes

1 taza de miel, cruda

5 cucharadas de crema de almendra

Preparación:

Precalentar el horno a 300°.

Poner papel de hornear en una fuente y dejar a un lado.

Combinar los ingredientes secos en un tazón grande. Batir los huevos, manteca de almendra derretida, leche de almendra y crema de almendra en el tazón.

Transferir la mezcla a una fuente de hornear preparada y hornear por 30-35 minutos. Dejar enfriar por 1 hora y servir.

Información nutricional por porción: Kcal: 212, Proteínas: 1.6g, Carbohidratos: 31.3, Grasas: 11.4g

46.   Cuartos Traseros de Pollo Dulces

Ingredientes:

2 libras de cuartos traseros de pollo, sin hueso

2 cebollas medianas, en trozos

2 ajíes picantes pequeños, en trozos

1 taza de caldo de pollo

¼ taza de jugo de naranja fresco

1 cucharadita de extracto de naranja orgánico

2 cucharadas de aceite de oliva extra virgen

1 cucharadita de mezcla de sazón de barbacoa

1 cebolla morada pequeña, en trozos

Preparación:

Precalentar el horno a 350°.

Calentar el aceite de oliva en una cacerola grande a fuego medio/alto. Añadir las cebollas y freír hasta que doren.

Combinar los ajíes picantes, jugo de naranja y extracto de naranja en una procesadora. Pulsar por 30 segundos. Añadir esta mezcla a la cacerola y revolver. Reducir el fuego al mínimo.

Cubrir el pollo con mezcla de sazón de barbacoa y ponerlo en la cacerola. Añadir el caldo de pollo y hervir. Cocinar a fuego medio hasta que el agua evapore. Remover del fuego.

Poner el pollo en una fuente de hornear grande. Hornear por 15 minutos hasta obtener un pollo crujiente y dorado.

Información nutricional por porción: Kcal: 170, Proteínas: 38.5g, Carbohidratos: 11.6g, Grasas: 21.7g

47. Mousse de Vainilla

Ingredientes:

½ taza de arándanos

¼ taza de frutillas

½ vaso de leche de coco

2 tazas de agua

1 cucharada de crema de almendra

1 cucharada de vainilla en polvo

½ cucharadita de canela

Preparación:

Combinar los ingredientes en una procesadora y pulsar hasta obtener una mezcla suave. Cubrir con frutos secos mixtos a elección.

Información nutricional por porción: Kcal: 134 Proteínas: 11.3g, Carbohidratos: 38.3, Grasas: 15.9g

48. Puré de Crema de Anacardos y Palta

Ingredientes:

2 huevos grandes

2 claras de huevo

1 cucharada de crema de anacardos

½ taza de leche de almendra

1 palta madura, sin carozo, sin piel y en trozos

1 cucharada de hojas de menta fresca, picada

1 cucharadita de sal

Preparación:

Hervir los huevos por 8-10 minutos. Remover del fuego y dejar enfriar.

Pelar y cortar los huevos. Aplastar con un tenedor. Separar las claras de las yemas.

Pelar y trozar la palta. Ponerla en una licuadora. Añadir la leche de almendra, huevos, claras de huevo, crema de anacardo, sal y hojas de menta.

Pulsar bien por 30 segundos. Servir frío.

Información nutricional por porción: Kcal: 187, Proteínas: 12.8g, Carbohidratos: 7.4g, Grasas: 4.5g

49.   Pechuga de Pollo Grillada con Perejil

Ingredientes:

1 pechuga de pollo grande, sin piel ni hueso, en trozos

¼ taza de aceite de oliva extra virgen

3 dientes de ajo, aplastados

½ taza de perejil fresco, en trozos

1 cucharada de jugo de lima fresco

1 cucharadita de sal

Preparación:

Combinar el aceite de oliva con los dientes de ajo, perejil, jugo de lima fresco y sal.

Lavar y secar la carne y trozarla en piezas de 1 pulgada. Verter la mezcla de aceite de oliva sobre la carne y dejar reposar 15 minutos.

Precalentar el grill a fuego medio/alto. Añadir 2 cucharadas de marinada y los filetes de pollo. Cocinar por 15 minutos.

Remover del grill y servir con vegetales a elección.

Información nutricional por porción: Kcal: 439, Proteínas: 44.2g, Carbohidratos: 1.6g, Grasas: 28.1g

50. Batido de Jengibre

Ingredientes:

1 taza de arándanos, frambuesas, moras y frutillas

½ taza de espinaca bebé, en trozos

½ taza de leche de coco

1 ½ taza de agua

¼ cucharadita de jengibre, molido

Un puñado de hojas de menta fresca

Preparación:

Lavar la espinaca bebé y combinar con los otros ingredientes en una licuadora. Pulsar por 30 segundos. Servir inmediatamente.

Información nutricional por porción: Kcal: 72, Proteínas: 6.4g, Carbohidratos: 11.3g, Grasas: 2.9g

51. Estofado de Carne Magra y Mangel

Ingredientes:

7 onzas de carne magra

1 cebolla morada grande, en trozos

4 cucharadas de aceite de oliva

½ ají picante, en rodajas

3 tazas de agua

8 onzas de mangel, en cubos

2 batatas medianas, en trozos

3 onzas de brócoli, recortado

1 zanahoria grande, en trozos

1 tomate grande, en cubos

½ taza de salsa de tomate

8 tazas de agua

¼ cucharadita de Pimienta cayena

2 cucharadas de harina común

Preparación:

Precalentar 2 cucharadas de aceite en una olla a fuego medio/alto. Añadir la cebolla picada y freír hasta que dore.

Agregar la carne magra, 4 tazas de agua y una pizca de sal. Tapar y cocinar por 15 minutos.

Remover del fuego y añadir los vegetales preparados y salsa de tomate. Agregar 4 tazas más de agua y transferir a una olla a presión.

Mientras tanto, calentar el aceite restante a fuego medio/alto. Añadir la pimienta cayena y harina, y revolver. Agregar la mezcla a la olla presión y cocinar por 2 horas. Remover del fuego y revolver bien antes de servir.

Información nutricional por porción: Kcal: 295, Proteínas: 35.4g Carbohidratos: 39.5g Grasas: 19.3g

52. Estofado de Cilantro y Cerdo

Ingredientes:

8 onzas de hombro de cerdo, en trozos de 1 pulgada

1 cebolla pequeña, en rodajas

1 taza de caldo de carne

¼ taza de agua

½ taza de salsa de tomate verde

Un puñado de cilantro fresco, en trozos

1 cucharadita de sal

¼ cucharadita de pimienta negra, molida

Preparación:

Poner la carne en un tazón de vidrio grande. Cubrir bien con sal y pimienta.

Poner la carne y cebolla en una olla profunda. Verter el caldo de carne y hervir. Reducir el fuego y añadir ½ taza de agua y salsa de tomate verde.

Mezclar bien, tapar y cocinar a fuego mínimo por 40 minutos, revolviendo ocasionalmente.

Servir con cilantro fresco.

Información nutricional por porción: Kcal: 274 Proteínas: 27.3g, Carbohidratos: 21.1g, Grasas: 8.5g

OTROS TITULOS DE ESTE AUTOR

70 Recetas De Comidas Efectivas Para Prevenir Y Resolver Sus Problemas De Sobrepeso: Queme Calorías Rápido Usando Dietas Apropiadas y Nutrición Inteligente

Por

Joe Correa CSN

48 Recetas De Comidas Para Eliminar El Acné: ¡El Camino Rápido y Natural Para Reparar Sus Problemas de Acné En 10 Días O Menos!

Por

Joe Correa CSN

41 Recetas De Comidas Para Prevenir el Alzheimer: ¡Reduzca El Riesgo de Contraer La Enfermedad de Alzheimer De Forma Natural!

Por

Joe Correa CSN

70 Recetas De Comidas Efectivas Para El Cáncer De Mama: Prevenga Y Combata El Cáncer De Mama Con una Nutrición Inteligente y Alimentos Poderosos

Por

Joe Correa CSN

www.ingramcontent.com/pod-product-compliance
Lightning Source LLC
Chambersburg PA
CBHW030244030426
42336CB00009B/243